Guia do Jejum Intermitente Em português/ Guide to Intermittent Fasting In Portuguese

Descubra Tudo que Precisa Sobre Jejum Intermitente e Todos os Benefícios Associados a Ele

Charlie Mason

dificuldade ou danos que podem os suceder após assumir as informações aqui descritas.

Adicionalmente, as informações encontradas nas seguintes páginas são apenas para fins informativos e devem então ser consideradas universais. Como é própria de sua natureza, a informação apresentada não tem garantia em relação à sua validade contínua ou qualidade provisória. As marcas registradas mencionadas foram feitas sem consentimento escrito e não podem de modo algum ser consideradas um patrocínio do titular da marca.

Indicé

Introdução

Os seguintes capítulos discutirão tudo que você precisa saber sobre jejum intermitente, o que é e quais são os diferentes tipos. Também aprenderá sobre a história do jejum, qual é a sensação quando se jejua e quais são os benefícios e desvantagens.

O homem tem jejuado desde tempos imemoriais. Dos dias do antigo Egito à Palestina e em comunidades ao redor do mundo, o jejum existe há séculos. As pessoas jejuam por diferentes motivos. A maioria quer perder peso. Outros fazem por razões religiosas, enquanto muitos outros fazem pela saúde.

Quaisquer que sejam seus motivos para jejuar, este livro te ensinará como fazer isto do modo correto, quais métodos funcionam e como perseverar e aguentar os desafios que podem aparecer. Se conseguir focar nos benefícios do jejum e lidar com as coisas uma por vez, então conseguirá sair vitorioso e aproveitará os benefícios do jejum enquanto evita as desvantagens.

O jejum é um aspecto importante na vida que milhões de pessoas passam por isto a cada dia. Você também pode se beneficiar dos efeitos positivos do jejum. Ao ler este livro, receberá as informações que precisa para jejuar eficazmente e continuar jejuando pelo tempo que quiser.

Há diversos livros sobre o assunto no mercado, muito obrigado por escolher este! Foram feitos todos os esforços para assegurar que esteja o mais cheio de informações úteis quanto for possível, por favor, aproveite!

Capítulo 1: Por Que Jejuar Na Verdade É Bom Para A Saúde?

O que é jejuar?

O jejum simplesmente é passar um período de tempo sem comida ou bebida. As pessoas jejuam por diversos motivos. Alguns jejuam para cumprir obrigações religiosas, enquanto outros fazem isto para limpar o corpo. As pessoas também jejuam para perder peso e também por outros motivos.

Há diferentes tipos de jejum. Por exemplo, o jejum normal é a abstinência da comida e bebida, exceto a água. O jejum seco é onde você se abstém de todas as comidas e bebidas, incluindo a água, por um dado período de tempo.

Jejum intermitente

O termo jejum intermitente é um tipo de jejum com períodos onde você come e bebe e outros períodos em que jejua. Também pode ser descrito como um ciclo entre períodos de jejum e períodos de consumo normal de comida.

O jejum intermitente foca mais em quando se deve comer mas não necessariamente quais alimentos deve comer. É por isto que há tipos diferentes de métodos de jejum intermitente. Cada método divide um único dia ou uma semana inteira, em períodos de jejum e períodos em que se pode comer.

O jejum intermitente pode ser tão simples quanto pular o café da manhã. Vamos supor que você se deita às 21 horas e dorme. Depois acorda às 7 e faz sua primeira refeição ao meio-dia, pulando completamente o café da manhã. Isto pode ser considerado um tipo de jejum intermitente. Ele tem muitos benefícios para seu corpo, mente, saúde e bem-estar geral. Ele é dividido de modo geral em três categorias principais.

JDA – Jejum de Dia Alternado: Este é um tipo de jejum intermitente que começa com um jejum de 24 horas que é seguido por um período sem jejum de 24 horas. Neste tipo de jejum, pode-se escolher jejuar por 23 horas e depois fazer uma única refeição antes do dia acabar.

JTR – Jejum de Tempo Restrito: Neste tipo de jejum, você jejua por algumas horas a cada dia e depois reserva algumas horas em que pode comer. Por exemplo, pode jejuar por 16 horas a cada dia e depois comer suas necessidades de calorias diárias nas 8 horas restantes.

Jejum de 24 Horas: Este tipo de jejum inclui alguns dias com e outros sem jejum. Pode ser expresso como uma proporção como 5/2. Nos dias de jejum, só se pode comer de 400 a 500 calorias se for mulher e de 500 a 600 para homens. Nos dias em que não jejua, pode comer normalmente.

Motivos pelos quais jejuar é bom para sua saúde

1.Jejuar pode te ajudar a perder peso, incluindo a gordura na barriga

Um dos melhores modos de perder peso e continuar sem ele é pelo jejum. O jejum intermitente fará com que você coma menos refeições por dia. Isto significa que seu consumo de calorias ficará reduzido. Se fizer isto regularmente, então definitivamente perderá peso.

As funções hormonais são aprimoradas quando se jejua, o que também facilita na perda de peso. Algumas delas incluem níveis elevados de hormônios de crescimento, menores quantidades de insulina assim como um aumento nos níveis de noradrenalina. Tudo isto resultará em uma queima mais rápida da gordura corporal e esa gordura então é quebrada e gasta como energia.

2. O jejum intermitente pode ajudar a reduzir a resistência à insulina

A diabete do tipo 2 se tornou endêmica ao redor do mundo. Ela afeta milhões de pessoas de todos os demográficos. A principal característica da diabete tipo II é os níveis altos de açúcar no sangue devido à resistência à insulina pelo corpo. Já foi mostrado que o jejum intermitente reduz a resistência à insulina, o que ajuda a lidar com a diabete tipo II.

3. O jejum intermitente é benéfico para a saúde do seu coração

Sabia que as doenças cardíacas são atualmente o que mais mata? E há certos fatores de risco, também conhecidos como indicadores de saúde, que estão associados com o aumento ou diminuição da saúde do coração. O jejum ajuda a melhorar esses indicadores. Por exemplo, ajuda a diminuir a pressão sanguínea, diminuir o açúcar no sangue, colesterol ruim e até indicadores de inflamação.

4. Pode ajudar a prevenir o câncer

O câncer é uma doença terrível e agora afeta mais pessoas do que nunca antes visto. Ele se manifesta por meio de um crescimento anormal nas células. Os efeitos positivos do jejum intermitente sobre o câncer podem ajudar a reduzir o risco do mesmo.

Há muitos benefícios para jejuar. Por exemplo, é bom para o cérebro. Ajuda a construir massa muscular magra e forte, previne doenças debilitantes como o Alzheimer e alonga o tempo de vida, ajudando as pessoas a viverem mais.

Capítulo 2: Quem Se Beneficia Do Jejum?

Foi determinado que o jejum fornece muitos benefícios para a saúde. Esses benefícios podem se remontar aos tempos de Hipócrates. Eles englobam quase todas as áreas de nossas vidas. Elas incluem o gerenciamento do peso, desenvolvimento de massa magra, boa saúde cardiovascular e muitas outras.

Diferentes tipos de pessoas podem se beneficiar com o jejum. Por exemplo, o jejum intermitente pode ajudar alguém com problemas de saúde. Estudos realizados em animais mostram potencial nos benefícios à saúde e diversos outros. Também há evidências irrefutáveis que indicam que períodos de tempo de jejum são ótimos para nossa saúde e bem-estar geral.

Então, quem se beneficia com o jejum?

1: Qualquer um que estiver com sobrepeso ou obesidade

Carregar peso em excesso é perigoso para sua saúde e bem-estar. Pode ser a causa de doenças cardiovasculares e condições como pressão alta e diabetes. O peso corporal em excesso também afeta a mobilidade, autoestima, aparência e outros aspectos de nossas vidas.

Jejuar é um modo ótimo e seguro de perder peso. Ele permite que o corpo use suas reservas de gordura como fonte de energia. Isto solta e queima a gordura armazenada no corpo. Ao perder peso, você diminuirá seu risco de doenças cardiovasculares e algumas condições crônicas, ficará e se sentirá melhor e no geral será mais feliz.

2: Pessoas com risco, ou sofrendo de, diabetes tipo II

A diabetes é uma condição crônica séria que afeta milhões de pessoas ao redor do mundo. O jejum melhora a sensibilidade do corpo para a insulina para lidar melhor com o açúcar no sangue. Após um período de jejum, estudos indicam que a eficácia da insulina no corpo aumenta.

3: Entusiastas da saúde e do preparo físico

Se você ama fitness, malhar e ficar com uma ótima forma, então o jejum é uma das maneiras de te ajudar a conseguir isto. Ao jejuar, você perde peso e com uma massa corporal reduzida, desenvolverá músculos fortes e magros e poderá trabalhar mais duro. O jejum é ótimo para atletas, entusiastas do preparo físico e qualquer um que leve esportes a sério.

4: Pessoas sofrendo de pressão alta

O jejum pode diminuir significativamente a pressão sanguínea. Muitas pessoas que jejuam têm uma pressão sanguínea mais baixa. Isto não é causado necessariamente pelo jejum, mas pelo consumo reduzido de sal, assim como uma perda de sal no sangue pela urina e suor.

5: Qualquer pessoa com risco de doenças cardiovasculares

Doenças cardíacas e cardiovasculares se tornaram bem comuns e são as que mais matam. Qualquer um com riso de doenças cardiovasculares deve considerar o jejum para poder aprimorar sua saúde. Ao jejuar, o sistema cardiovascular perde gordura e as artérias não ficam mais entupidas. O coração começa a bater normalmente de novo, o que leva a um sistema cardíaco melhor no geral. Há relatórios credíveis de pacientes com condições no coração que viram uma melhora tremenda na saúde após começarem a jejuar.

6: Pessoas estressadas, ansiosas e depressivas

Outro grupo de pessoas que definitivamente se beneficiariam do jejum são os com problemas de saúde mental, como ansiedade e estresse. Estas condições são muito mais comuns do que as pessoas pensam. O jejum faz com que o sangue flua melhor com uma melhor composição sanguínea, uma sinalização de genes mais saudável e uma sinalização de hormônios aprimorada. Todos estes ajudarão a melhorar seu estado de saúde mental.

Muitas outras pessoas podem se beneficiar do jejum. Elas incluem aqueles que querem manter sua boa aparência jovial e viverem vidas sem estresse, qualquer um que quiser manter um cérebro saudável, aqueles que desejam ter uma pele saudável e tantas outras.

Qualquer pessoa enfrentando desafios de mobilidade devido a problemas relacionados ao peso também deveria considerar o jejum. No entanto, aqueles com qualquer condição séria de saúde devem consultar um médico antes de começarem a jejuar.

Sumário do jejum intermitente

Não há um consumo de calorias durante o jejum. Todas as comidas só podem ser ingeridas quando o jejum acabar. No entanto, bebidas com zero calorias como água, café e chá são permitidas. A escolha dos alimentos ainda importa, mas a frequência das refeições não.

Uma grande parte do seu jejum passa durante o sono. Suas refeições irão variar nos dias em que tem que se exercitar. A melhor maneira de jejuar é encontrar um método que seja adequado ao seu estilo de vida e um com o qual você esteja confortável.

Capítulo 3: A História Do Jejum

O jejum é descrito como uma abstinência voluntária de algumas ou todas as comidas e bebidas por um período de tempo. A ideia de jejum existe há séculos e é tão velha quanto a humanidade. Não há um período na história e que o homem não tenha jejuado.

Todos os registros escritos e todas as outras fontes de informação, não importa a origem, território, religião, raça, mencionam o jejum como parte integral da humanidade. Isto mostra que o jejum tem sido uma parte da humanidade e tem sido reconhecido por seus benefícios e eficácia.

Filósofos e pensadores antigos reconheciam o jejum

De acordo com o historiador grego, Heródoto, que viveu entre 484 e 425 AC, os egípcios eram as pessoas mais saudáveis da terra. Ele observou que por três dias todo mês, eles purificavam seus corpos realizando enemas e vomitando. Os egípcios aparentemente acreditavam que todas as doenças emanavam dos alimentos que comemos.

Até Hipócrates, um grande médico e o pai da medicina moderna, acreditava muito na moderação e era um apoiador fervoroso do tratamento através do jejum. Ele acreditava que quando um homem é alimentado, a doença também é alimentada.

Muitos outros filósofos, curandeiros e pensadores também acreditavam no jejum. Eles o usavam como uma terapia de cura e um meio de obter uma boa saúde. Entre eles estão Platão, Sócrates, Galeno e Aristóteles.

Razões religiosas e culturais

O jejum foi reconhecido pelas religiões. Na Bíblia Sagrada, por exemplo, há mais de30 referências ao jejum. Também há diversos exemplos onde é feita referência ao jejum em outros grupos religiosos. O jejum, como prática religiosa, tem sido praticado por muitos séculos. Acredita-se que sua prática vá além da história registrada.

Em muitas culturas primitivas, o jejum era necessário antes de eventos importantes como a guerra ou ritos de passagem. O propósito naquela época era pacificar talvez uma divindade zangada e também como rito para prevenir ou evitar calamidades como a fome, doenças e assim vai.

Outras religiões, fora o cristianismo, também incluíam o jejum. Por exemplo, o judaísmo e o islamismo fazem jejum até hoje, algo que estão praticando há séculos. O judaísmo cumpre alguns dias anuais de jejum, como o Dia do Perdão ou Yom Kippur. Os muçulmanos, por outro lado, cumprem o jejum durante o mês sagrado do Ramadão. Os católicos ortodoxos orientais e os romanos jejuam para cumprir ocasiões especiais, como a Grande Quaresma, o período de 40 dias em que Jesus jejuou. Em outras religiões, o jejum era e ainda é usado como meio de se comunicar com uma divindade. Por exemplo, pensava-se que os deuses revelavam ensinamentos importantes em visões e sonhos só depois que os sacerdotes participavam de um jejum significativo.

Protestos políticos

O jejum tem sido usado por muito tempo como uma ferramenta política, especialmente por presos políticos. Políticos famosos como Mahatma Gandhi e as Sufragistas usaram com sucesso o jejum como ferramente para expressarem suas opiniões. Mahatma Gandhi é considerado o pai da Índia moderna.

Em suas campanhas pacíficas, ele usava o jejum eficazmente para expressar suas opiniões. Durante a luta pela independência da Índia, ele usava guerras de fome como resistência pacífica. Ele jejuou pelo menos 17 vezes, o mais longo durando 21 dias. Ainda na Índia, Jatin Das, que estava instigando a independência do país, jejuou até a morte. Ele havia jejuado por 116 dias consecutivos. Seus companheiros no jejum, Bhagat Singh e Dutt, desistiram após passarem o recorde mundial atual de 97 dias que foi atingido por um irlandês.

Jejum terapêutico

As pessoas têm jejuado por muitos séculos por diversos outros motivos. O jejum terapêutico é um dos motivos. As pessoas naquela época costumavam jejuar para tratar ou prevenir doenças. O jejum terapêutico se tornou popular no século 19 e formou parte do Movimento de Higiene Natural nos Estados Unidos. Este movimento focou em prevenir a má saúde através do jejum mas sob supervisão médica.

O pioneiro do jejum terapêutico nos Estados Unidos era o Dr. Herbert Shelton. De acordo com ele, ele ajudou mais de 40.000 pacientes a se recuperarem através do jejum após sofrerem de condições médicas sérias. Mesmo no Reino Unido, o jejum tem sido usado por muitos anos por motivo de saúde, bem-estar e para tratar doenças. Era muito popular na década de 1920 quando a ênfase era na dieta, exercícios, ar fresco, pensamento positivo, luz do sol e jejum.

Como parte do tratamento, o jejum era adotado normalmente

para tratar a pressão alta, problemas digestivos, doenças do coração, obesidade, dores de cabela, alergias e muitas outras condições. Os jejuns terapêuticos não são padrão mas são ajustados para acomodar as necessidades individuais dependendo do que está sendo tratado e de outros fatores.

Hoje, o jejum permanece sendo relevante em nossas vidas. É aplicado em muitas situações diferentes e para propósitos diferentes, por pessoas diferentes. Há provas suficientes de que o jejum é definitivamente bom para nós e tem diversos benefícios quando é feito corretamente.

Capítulo 4: Diferentes Modos De Jejuar

Há diversos modos conhecidos de jejuar e todos oferecem os mesmos benefícios. Eles incluem, cura, perda de peso, purificação e desintoxicação entre outros. Os diferentes modos de jejuar são determinados por preferência pessoal, motivos do jejum, qualquer questão subjacente e assim vai. Vamos dar uma olhada nos diferentes modos de jejuar.

Jejum intermitente

O termo jejum intermitente se refere ao padrão em que há um período de alimentação e um período de jejum. É um processo cíclico com períodos de jejum sendo mais longos que os de alimentação.

É muito popular mundialmente hoje em dia por causa dos renomados benefícios. Não só ele ajuda a melhorar seu estilo de vida mas também sua saúde, bem-estar e perda de peso. Também tem efeitos poderosos no seu cérebro e corpo e pode te fazer viver por mais tempo.

3 métodos comuns de jejum intermitente

Método coma-pare-coma: Neste método, se jejua por um período de 24 horas uma ou duas vezes por semana. Pode-se escolher não comer nada assim que terminar de jantar um dia até a hora do jantar no dia seguinte.

O método 16/8: Com este método intermitente, se descansa por 16 horas e seu tempo de se alimentar é restringido para 8 horas. Por exemplo, pode-se pular o café da manhã, almoçar ao meio-dia e depois jantar antes das 20 horas.

O método 5/2: Esta é mais uma forma de intermitência. Com este método, se escolhe dois dias da semana quando come apenas 500 a 600 calorias e depois come normalmente nos outros dias. Estes dois dias não podem ser consecutivos.

Jejum de dia alternado

Outro método de jejum bem conhecido é o jejum de dia alternado, ou JDA. É uma forma de jejum intermitente onde se come o que quiser quando não está jejuando mas depois jejua dia sim, dia não.

Há diferentes forma do JDA. São conhecidas como formas modificadas do jejum de dia alternado. Em um destes dias, também se pode escolher comer apenas 500 calorias nos seus dias de jejum, o que é equivalente a cerca de 25% de suas necessidades energéticas.

O JDA é uma forma muito eficaz de perder peso. Os adultos que usam esta forma de jejum muitas vezes perdem de 3 a 8% do seu peso em período de 2 a 8 semanas. É interessante nota queo Jejum de Dia Alternado parece ser mais eficaz entre as pessoas de meia idade comparadas com outros grupos.

Jejum prolongado

Este tipo de jejum também é conhecido como jejum a longo prazo. O principal propósito do jejum prolongado ou a longo prazo é a perda de peso. Basicamente, quando você não come nada, tende a perder peso bem rápido. Eles, em media, duram cerca de 4 dias.

Algumas pessoas consideram que o jejum prolongado seja perigoso. Outros o amam por sua eficácia. As pessoas buscando perder peso muitas vezes torcem para a cetose fazer efeito. É quando a gordura armazenada no corpo começa a ser queimada para produzir a energia necessária. É uma ótima maneira de perder peso.

Outro benefício do jejum a longo prazo é a purificação. O jejum prolongado ajuda as células a se purificarem das toxinas e outras besteiras indesejadas. Isto é porque as células começaram a consumir a gordura armazenada e provavelmente se livrarão de todas as besteiras que encontrarem.

As pessoas que jejuam continuamente por um período de 10 dias provavelmente verão os benefícios se tiverem hipertensão. Muitas perdem peso mesmo não tendo planejado isto. A perda de peso definitivamente beneficia qualquer um com hipertensão/pressão alta.

No entanto, o jejum prolongado a longo prazo pode ser perigoso para a sua saúde. Pode levar à inanição e potencialmente à morte. É aconselhável levar algumas coisas em consideração incluindo contatar um médico antes de embarcar em um jejum longo e prolongado.

Capítulo 5: O Que Esperar Quando Começa A Jejuar

O jejum existe há um tempo e não é nada novo. No entanto, as pessoas estão optando por jejuar ultimamente por causa dos diversos benefícios que podem obter. É importante se preparar mental e psicologicamente antes de embarcar em um jejum.

Há diferentes fases em um jejum e você deve esperar experiências diferentes em cada fase. Se souber o que esperar, então poderá se preparar mentalmente e a experiência definitivamente te ajudará pelo caminho.

Fome

Nos dias iniciais do seu jejum, você pode esperar sentir fome. Seu corpo está acostumado a receber nutrição regularmente e quando isto não acontece como esperado então as pontadas de fome acontecerão. Se for forte mentalmente e estiver psicologicamente preparado, então deve poder superar e aguentar estas sensações.

Redução na energia

Também é provável que sentirá fraqueza, sofrendo uma redução na energia. Enquanto normalmente está forte e em controle, assim que começar a jejuar, muito provavelmente sentirá fraqueza. Felizmente, isto só acontece no começo, mas depois de um tempo seu corpo se acostumará.

Mudanças de humor e irritabilidade

Também é provável que se torne muito temperamental e irritável. Prepare-se mentalmente para esta fase porque sua paciência provavelmente se esgotará muito rápido. Nas fases iniciais do jejum, seu corpo entrará no modo economia de bateria. Sua pressão sanguínea vai cair, assim como a frequência cardíaca. Seu metabolismo básico também se ajustará, tornando-se eficiente e gastando menos energia.

Portanto, os primeiros dias são os mais difíceis e você sentirá vontade de desistir. No entanto, se aguentar só mais um pouco, então muito provavelmente verá uma redução na severidade destes sintomas. Também se beneficiará dos desafios físicos e mentais que enfrentar.

Purificação e desintoxicação

Mesmo enquanto ainda sente as pontadas de dor, muitas coisas ótimas estão acontecendo no seu corpo. Saber apenas isto pode te dar o impulso psicológico necessário para suportar os desafios causados pelo jejum.

Enquanto seu corpo começa a reagir à falta de comida, ele inicia um processo interno que fará com que a maioria das toxinas sejam eliminadas. Assim como acontecerá com as células mortas, radicais livres e toda a matéria indesejada. É provável que as células se regenerem, criando novas que sejam saudáveis, mais eficazes e até eficientes.

Mais enérgico, com menos fome

Depois de um ou dois dias, você se sentirá mais enérgico. Nesta fase, algo chamado cetose se inicia. Isto é quando o corpo começa a queimar a gordura armazenada nele para poder fornecer energia. Isto te ajudará a parar de se sentir cansado ou com fome.

É importante notar que a cetose não precisa acontecer apenas no jejum. É possível iniciar a cetose no seu corpo simplesmente comendo uma dieta correta que contém todos os tipos certos de alimentos. Você pode querer saber mais sobre o que é uma dieta cetogênica.

Uma cabeça limpa

Mais tarde, se prosseguir com seu jejum, terá uma cabeça limpa. Não só isso, mas também seu humor e temperamento melhorarão drasticamente. Nesta fase, seu corpo está começando o processo de cura. Este processo começa com o sistema digestório. Terá muito menos radicais livres em seu corpo, que então é abençoado com células renovadas.

Seu nível de açúcar no sangue diminuirá e depois seu pâncreas secretará hormônios que começarão o processo de converter a gordura no seu corpo em glicose. Isto pode acontecer tanto com a gordura quanto com as proteínas no seu corpo e marcará o começo do seu processo de perda de peso.

Por fim, quebrará o jejum e continuará a comer regularmente. Neste momento, você deve celebrar sua conquista seja se tenha jejuado por meio dia, um dia inteiro ou até um mês inteiro. Os benefícios do jejum ficarão evidentes em alguns dias e durarão muito tempo.

Capítulo 6: Como Monitorar O Progresso Ao Jejuar

Mesmo quando jejua, você deve monitorar as mudanças que estão acontecendo no seu corpo e registrar seu progresso. Você pode se perguntar sobre o melhor modo de monitorar o progresso do jejum. Pular para uma balança pode ser tentador mas por si só pode ser insuficiente. Isto é porque seu peso corporal pode variar de dia para dia por até 2 kg. Há algumas outras coisas que também pode fazer. Aqui estão algumas delas.

Monitorando o progresso do jejum

1: Tire medidas da cintura

Se está tentando perder peso, você deve tirar as medidas da sua cintura. Para qualquer um que está perdendo peso por motivos de saúde, perder a gordura da cintura é importante. Tire estas medidas regularmente e note a frequência em que mudam. Uma redução significa que sua saúde está bem e você está perdendo o tipo de gordura que é perigosa para seu corpo.

2: Pese-se todo dia (ou quase) e faça uma média com os valores

A maioria das pessoas se pesam, em média, toda semana. Elas fazem isto no banheiro usando balanças de casa. No entanto, se você estiver jejuando, então deve começar a se pesar quase todo dia. Esta é a melhor maneira de monitorar seu progresso enquanto jejua.

Ver seu peso apenas uma vez por semana não revelará a

verdadeira história do seu progresso pessoal. Isto é porque a quantidade de água que seu corpo retém varia. Quando perde glicogênio, se perde muito mais água. O mesmo acontece com a comida que se consume regularmente. Esta comida, contida no corpo, fará com que seu peso corporal varie significativamente, então uma pesagem diária é um modo muito melhor de monitorar seu jejum regular quando comparado com o fazer semanalmente.

3: Pese-se mensalmente

Você pode, por outro lado, escolher se pesar mensalmente em vez de diária, semanal ou quase diariamente. Isto é porque poderá atingir sua meta de perda de peso em um mês. Se não, perderá uma quantidade significativa de peso em um mês.

Algumas coisas que precisa saber é que o peso varia muito então se notar mudanças, não entre em pânico. A variação no peso é muito normal. Outra coisa que se deve fazer é se pesar regularmente, de preferência diariamente e colocar isto em um gráfico. Notará uma tendência, o que é uma boa indicadora da sua performance.

Você também deve se medir no mesmo horário toda vez. Por exemplo, se se pesar de manhã depois de acordar, então faça disto um hábito e só se pese neste horário. Este tipo de consistência te revelará resultados mais precisos comparados aos de horários diferentes de pesagem.

4: Confira seus níveis de gordura corporal

Quando as pessoas estão tentando perder peso, o que realmente estão tentando fazer é perder gordura corporal. Portanto, é significativo também buscar medir quanta gordura corporal está perdendo enquanto faz o jejum.

Ao conferir seus níveis de gordura corporal, pode-se usar um medidor de gordura corporal, normalmente encontrado em balanças e às vezes por si só. Mesmo que podem não ser muito precisos, os medidores de gordura corporal te oferecerão uma indicação do seu progresso.

Este medidor de gordura consiste em detectar a velocidade na qual pulsos elétricos passam pelo seu corpo. Ele te mostrará se sua gordura corporal está aumentando ou diminuindo.

5: Pressão sanguínea

Você deveria medir sua pressão regularmente. Se tiver pressão alta, então uma leve diminuição no seu peso corporal pode ajudar a diminuir sua pressão. Mas lembre-se, medir a pressão em horários diferentes ao dia pode resultar em leituras diferentes. Tudo depende do seu estado de espírito assim como a atividade.

6: Nível de glicose no sangue

O nível de glicose no sangue também é um bom indicador do seu progresso enquanto jejua. Um dos indicadores de mais destaque do risco à diabete é o alto nível de açúcar no sangue. Se conseguir mantê-lo baixo, então está indo bem. Há um dispositivo que pode comprar na farmácia para te ajudar a monitorar seu nível de açúcar no sangue.

Capítulo 7: Efeitos Na Perda De Peso

Uma das principais razões das pessoas jejuarem é para perder peso. Perder peso é ótimo mas tem muitos efeitos no seu corpo. E também faz muito por você. Significa mais do que apenas ter uma desculpa para comprar roupas novas. Há alguns benefícios óbvios e outros não tão óbvios. É importante descobrir quais são os benefícios e efeitos da perda de peso por motivos motivacionais e de conhecimento geral.

Benefícios óbvios da perda de peso

Quando se perde peso, você se sente ótimo e também fica com uma aparência ótima. Uma estrutura corporal mais magra permite que você seja mais flexível e mais móvel. Seus movimentos ficam mais fáceis e realizar tarefas se torna muito fácil.

Quando você fica bem por fora, também se sente bem por dentro. Isto ajuda a impulsionar sua autoestima e confiança. Quando sua autoestima está alta, você se sentirá confiante o bastante para enfrentar desafios, escalar na vida e ter sucesso.

Sua saúde melhora quando se perde peso. Por exemplo, fica reduzido o risco de ter doenças do coração, diabetes e pressão alta. Sua saúde e bem-estar geral também melhorarão drasticamente.

Quando se perde peso, é possível dormir melhor e ter um humor ótimo. Isto pode acontecer nas primeiras semanas e resulta de dormir melhor e por mais tempo de noite. Aparentemente, quando se perde peso você dorme melhor.

É mais provável que tenha um foco mental elevado durante o jejum. É porque seu corpo libera substâncias no seu corpo, chamadas de catecolaminas. Estas substâncias resultarão em uma maior produtividade e você ficará alerta.

Economizará dinheiro porque comprará menos comida e gastará menos energia. Outros benefícios óbvios incluem a redução de inflamações, um risco reduzido de câncer, metabolismo acelerado enquanto faz jejum e queima mais dessa gordura teimosa, especialmente ao redor da cintura.

Efeitos menos óbvios da perda de peso

Sua memória melhora

Estudos comprovam que quando se perde peso, seu cérebro funcionará melhor porque o corpo exclui muitas toxinas que faziam com que fosse difícil para o corpo funcionar de maneira otimizada

A energia aumenta rapidamente

As pessoas que perdem peso muitas vezes notam um estímulo significativo na energia. Quando se carrega peso extra, você gasta mais energia carregando este peso e menos energia para fazer outras coisas. Quando o peso não está mais em você, então terá muito mais energia de sobra.

Você dorme melhor

É um fato de que quando se perde peso você dorme melhor. De acordo com estudos de pesquisas, se você perde 5% do seu peso corporal, dormirá melhor e por mais tempo. Quando perde os quilinhos, também evita o ronco e doenças como apneia do sono.

Você provavelmente terá um humor melhor

Ao jejuar e perder peso, você perderá muitas das toxinas que entupiam sua mente e corpo. O cérebro também liberará muito mais enzimas positivas, como endorfinas. Elas te deixarão mais feliz e com um humor melhor.

Menos dor nas juntas

Quando se carrega um peso corporal em excesso, suas juntas provavelmente sofrerão devido ao peso. Mas, ao perdê-lo, terá menos dor nas juntas. Mesmo se tiver doenças que afetam suas juntas, lidará melhor com ela se perder peso.

Alivia o estresse

Perder peso é uma ótima maneira de aliviar o estresse. Todos somos expostos ao estresse todos os dias. É importante tomar medidas para aliviá-lo e a perda de peso é uma ótima maneira de realizar isto.

Perder peso tem diversos benefícios, alguns dos quais são óbvios e outros nem tanto. O jejum intermitente oferece uma maneira fácil de jejuar e perder peso de modo saudável e sustentável.

O jejum intermitente é muito mais fácil comparado com as dietas

Muitas dietas falham porque a maior parte de nós não consegue se ater a somente uma a longo prazo. Tendemos a desistir porque o problema não é nutrição, mas sim uma mudança de comportamento.

É muito mais fácil experimentar o jejum intermitente porque é um conceito muito mais simples de se implementar comparado à dieta. Também é muito mais eficaz quando se trata de perder peso.

Capítulo 8: Como Evitar Potenciais Efeitos Negativos Do Jejum

Jejuar nunca é algo fácil, especialmente para um principiante. É preciso foco, a motivação certa e objetivos em mente. Se conseguir manter sua mente nos objetivos que busca alcançar e os benefícios dos quais aproveitará, então já será um grande começo.

É preciso levar cada hora e cada dia de cada vez. Portanto, foque nas pequenas vitórias e celebre cada marco pequeno. Se focar no seu jejum inteiro, poderá perder a motivação, especialmente se definir metas muito altas. Haverá muitos pequenos sucessos, então certifique-se de aproveitar cada um deles. São os passos pequenos e graduais que eventualmente te farão atingir seus objetivos maiores.

O jejum intermitente e outras formas de jejum têm benefícios tão ótimos que às vezes é possível esquecer de tomar cuidado com os efeitos negativos. Como todas as coisas boas, há as partes ruins também. Aqui estão alguns passos importantes que você pode dar.

1: Não se deixe levar 100% por causa dos níveis iniciais de energia baixa

Quando jejuar, especialmente no começo, seus níveis de energia provavelmente ficarão baixos. Portanto, não espere ficar cheio de energia como normalmente fica. Em vez disso, repouse mais e evite atividades árduas até se sentir melhor. Isto é importante porque os níveis baixos de energia podem te fazer sentir fraqueza e possivelmente náusea. Portanto, tome as precauções necessárias, especialmente se tiver que trabalhar ou passar tempo se envolvendo em uma atividade intensa física ou mentalmente.

2: Fique de olho no seu humor

Mesmo quando jejuar, seu humor provavelmente mudará e você ficará mais zangado e de mau humor. Perderá a paciência com as pessoas, se sentirá letárgico e terá uma atitude negativa no geral em relação a tudo e todos. A não ser que esteja em um jejum seco, neste caso pode tomar um copo de café que fará uma limpa na sua mente. Felizmente, com o tempo ficará com um humor ótimo, por causa dos resultados do jejum na perda de peso te farão dormir melhor de noite.

3: Você pode ter diarreia ou constipação

Conforme você jejua, poderá ter diarreia ou constipação. Isto é comum durante o jejum. Se a constipação persistir, então beba mais água e tome um pouco de cidra de maçã. Também, inclua mais fibra na sua dieta para evitar os episódios de diarreia.

4: Comer por compulsão

Comer por compulsão é um problema real e muito comum assim que parar de jejuar. Ceder aos impulsos é uma sensação muito natural e as pessoas tendem a comer demais, mesmo após jejuar diligentemente por um período. O que você precisa é uma alimentação consciente e autocontrole. Se tiver disciplina o bastante para jejuar até o fim, então deve conseguir fazer o mesmo para dar um basta na compulsão.

5: Fatiga causada pelo jejum

Muito frequentemente, quando estamos jejuando, também iremos trabalhar e fazer outras atividades comuns. Mas se for se exercitar por longas horas, trabalhar muito duro no seu emprego ou ter uma conversa negativa, então tudo isto irá drenar o pouco de energia que se tem. Você deve reduzir o ritmo, relaxar e agir tranquilamente. Se não, irá se esgotar rápido, então aprenda a levar a vida na boa enquanto jejua.

O jejum intermitente pode não ser tão fácil no começo. Até os mais experientes que têm feito jejuns por anos ainda enfrentam alguns destes desafios. Jejuar tem muitos benefícios ótimos para seu corpo, mente e bem-estar geral. É melhor focar no positivo e usá-lo para te motivar mesmo quando enfrentar os efeitos colaterais negativos.

Conclusão

Obrigado por chegar ao final deste livro, esperamos que tenha sido informativo e conseguido te oferecer todas as ferramentas necessárias que você precisa para atingir seus objetivos.

Jejuar é muito importante para a sua saúde e bem-estar. Isto te ajudará a superar muitos desafios que encontramos em nossas vidas cotidianas. Mas o jejum não deve ser feito às cegas. Encontre um bom plano de jejum que funciona para você, depois ajuste-o até ficar completamente feliz.

Lembre-se que jejuar nunca é fácil e você encontrará muitos desafios. Eles abrangem pontadas de fome, irritabilidade, tentações, falta de energia e por aí vai. No entanto, mesmo nestes momentos, você deve aguentar firme e superar. Nada que é bom vem fácil e para você aproveitar os benefícios, terá que trabalhar duro.

Primeiro, crie um bom plano, comece lentamente e celebre cada um dos marcos. Lembre-se sempre de que os outros aguentaram jejuns mais rigorosos, então você também pode. Acredite em si mesmo e no final você terá sucesso.